# AVIS

## A TOUS LES GOUTTEUX

### DE LA TERRE.

# AVIS

## A TOUS LES GOUTTEUX

### DE LA TERRE,

*Ou Remède pour la Goutte, éprouvé depuis seize ans avec un succès complet.*

PAR J. M. MAHIAS, *ancien Curé d'Achères.*

Se trouve

## A PARIS,

A L'Imprimerie des Sciences et Arts, rue Thérèse, près la rue Helvétius.

An 4 de la République.

# AVIS
## A TOUS LES GOUTTEUX
### DE LA TERRE.

LORSQUE j'annonçai, il y a près de deux ans (1) que je possédais un Remède qui m'a guéri de la Goutte, je n'en avais fait l'épreuve que sur moi-même. Je ne pouvais conséquemment pas savoir s'il produirait le même effet sur ceux qui sont attaqués de cette cruelle maladie comme je l'ai été dès l'âge de vingt-cinq ans.

(1) Voyez Feuille Villageoise, troisième année, n°. 37, p. 247.

J'étais toujours dans l'intention de ne pas retenir perpétuellement dans le secret une recette dont j'avais éprouvé l'efficacité. Aujourd'hui que je me décide à la rendre publique, je dois compte des motifs qui m'engagèrent à annoncer simplement que j'avais un remède pour la Goutte, sans indiquer en quoi il consistait.

La situation dans laquelle je me suis trouvé pendant long-tems, malgré tous les remèdes, dont je faisais usage pour me procurer quelque soulagement, et toujours inutilement, me donnait lieu de croire que tous ceux qui étaient réduits à l'état où je l'avais été, ne regretteraient pas quelques legers sacrifices, pour tâcher d'en sortir.

Ce furent ces considérations qui me déterminèrent à proposer une correspondance à ceux qui voudraient user de mon remède. Aussitôt que je l'eus annoncée , je reçus différentes lettres de plusieurs citoyens qui me firent connaître leur position. J'apportai toute l'exactitude possible à leur faire réponse , comme je l'avais promis.

Quelques-uns ont entretenu très-exactement cette correspondance : les autres l'ont intérrompue en peu de tems. J'ignore quelles sont les raisons qui les ont engagés à ne plus me donner de leurs nouvelles ; cependant si je dois en juger par leurs premières lettres , je dois croire qu'ils se sont dégoûtés tout-à-coup du Remède que je leur avais fait connaître , parce qu'ils n'en ont pas probablement ressenti , aussi-tôt qu'ils l'auraient désiré , les effets qu'ils s'en étaient promis. On doit cependant bien s'imaginer qu'une maladie telle que la Goutte ne peut pas se guérir dans deux jours, sur-tout quand il y a long-tems qu'on en est attaqué, et qu'on est d'un certain âge. Je m'étais pourtant bien expliqué, et j'avais engagé ceux qui se proposeraient de m'écrire de n'en rien faire, s'ils ne voulaient pas être constans, et s'ils n'étaient pas bien décidés à suivre de point en point tout ce que je leur prescrirais.

Quant à ceux qui ont eu plus de patience et de persévérance, et qui ont pris d'abord confiance au Remède que je leur avais indiqué, ils s'en sont bien trouvés. Les uns ont obtenu au bout de quelque tems un soulagement très-sensible ; les autres n'éprouvant plus aucunes douleurs, au moins bien violentes, se regardent

actuellement comme radicalement gué-
ris (1).

Je peux donc maintenant annoncer po-
sitivement que le Remède en question ,
quand on en fait constamment usage
et d'une manière convenable , guérit
radicalement la Goutte.

Aujourd'hui que j'ai obtenu le résultat
de la correspondance que j'ai proposée ,
qui était de m'assurer que ce Remède
pouvait produire sur les autres les effets

_______________

(1) La franchise dont je fais profession m'engage à leur dire qu'il ne serait pas prudent
d'interrompre si-tôt l'usage du Remède , malgré les heureux effets qu'ils en ont ressentis ,
et je les engage à continuer d'en user le plus
exactement possible , jusqu'à ce qu'ils puissent
prudemment se flatter d'une guérison entière
et parfaite.

que j'en ai ressentis , je m'empresse de le faire connaître.

Je ne me donne point pour avoir des connaissances en médecine. J'avoue même que je n'ai jamais lû aucun ouvrage qui en traite. Les observations suivies que j'ai faites sur la maladie dont j'étais attaqué , sur la manière dont elle m'a pris , sur ses progrès et sur les effets que le Remède (1) , dont j'ai fait usage , a produits , font toute ma science.

J'ignore à quelle cause les gens de

_______________

(1) Je dois la connaissance de ce Remède à une personne qui s'intéressait à ma santé. Elle m'assura lorsqu'elle me le fit connaître , que deux de ses amis en fesaient usage depuis plusieurs années , que l'un n'avait point été attaqué de la Goutte depuis onze ans ' et que l'autre ne l'avait point été depuis treize.

l'art attribuent la Goutte : pour moi je crois qu'elle provient du défaut de la circulation du sang ; car j'ai remarqué que , toutes les fois que j'étais sur le point d'en éprouver des attaques , je perdais l'appétit , que j'étais mal-à-l'aise , absorbé et mélancolique ; et j'ai pareille-ment observé qu'à mesure que j'ai fait usage de mon Remède , toutes ces in-commodités ont disparu.

## REMÈDE.

Il consiste , comme je l'ai annoncé en deux choses fort smples , et qu'on peut se procurer aisément.

De la feuille de Frêne et de la racine de Bruyère : voila toute la recette.

Voici la manière , dont on en fait usage.

---

## USAGE

*De la feuille de Frêne , et manière de la préparer.*

On cueille la feuille de Frêne dans le courant de Vendemiaire , par un tems sec. Il faut avoir soin d'en faire provision pour un an , et d'en amasser plus que moins , de peur d'être dans le cas d'en manquer. Quand on l'a cueillie on

la

la met sécher à l'ombre, dans un lieu bien sec et bien aéré. Il faut avoir grand soin de la remuer souvent avec un bâton, ou une petite fourche, et bien prendre garde qu'elle ne s'échauffe, ou qu'elle ne moisisse.

Quand elle est bien sèche et qu'il n'y a plus à craindre qu'elle se gâte, il faut la mettre dans un sac de toile ou de peau, ou dans un vase de terre, et toujours dans un endroit où elle ne puisse point prendre l'humidité.

Cette feuille étant ainsi préparée, on en fait usage comme il suit : Il faut prendre une cafetière qui tienne à peu-près un verre à bière ordinaire : on emplit cette cafetière d'eau : on la met au feu : aussi-tôt que l'eau commence à bouillir on y met une bonne pincée de feuilles de Frêne, autant qu'on en peut

B

prendre avec les trois doigts : on retire aussitôt la cafetière, sans laisser bouillir les feuilles : on les couvre et on les laisse infuser comme du thé, pendant 24 heures : on prend tous les matins à jeun ce verre de tisanne, à l'heure qu'on veut, pourvu qu'il y ait vingt-quatre heures qu'elle soit faite : on la prend tiéde ou froide, au lit ou après qu'on est levé, le tout à son choix et suivant son goût et les occupations qu'on peut avoir, et on ne déjeûne qu'une heure et demie ou deux heures après l'avoir prise.

Cette tisanne paraîtra un peu amère au premier abord ; mais on n'en aura pas fait usage pendant trois semaines, ou un mois, qu'on n'y pensera plus. Si on la trouve absolument trop amère, on pourra corriger son amertume avec une idée de sucre ; mais il faut s'accoutumer à la prendre sans sucre le plutôt qu'il sera possible.

Quand les feuilles de Frêne seront bien sèches, et qu'on les aura mises dans un sac, elles se casseront à mesure qu'on les remuera pour en prendre chaque jour : cela est égal : quand elles seraient presque réduites en poussière, elles seraient tout aussi bonnes, pourvu qu'on en mette la quantité ordinaire : on sera quitte pour passer la tisanne dans un linge, ou dans un tamis.

On peut faire de cette tisanne pour deux ou trois jours, quand il ne fait pas trop chaud. Il faut dans ce cas avoir une cafetière plus grande et avoir soin de doubler la dose de feuilles et d'eau si on en fait pour deux jours, et de la tripler si on en fait pour trois. Il faut de plus avoir l'attention de ne pas laisser infuser les feuilles plus de vingt-quatre heures , autrement la tisanne deviendrait trop amère , et on ne pourrait pas en faire usage : il faudra donc ôter les feuilles de la cafetière au bout de vingt-quatre heures

Il n'est guères à propos de faire de la tisanne pour trois jours dans l'été , à moins qu'on n'ait un endroit bien frais pour la mettre.

# MANIÈRE

*De préparer la racine de Bruyère , et d'en faire usage.*

On peut faire provision de racine de Bruyère en tout tems. Quand on a arraché la Bruyère , on coupe la racine : on la laise sécher à l'ombre , dans un endroit bien sec , comme les feuilles de Frêne :

quand elle est bien sèche on la lie par petits paquets, et on les pend au plancher : chaque paquet doit peser à peu-près une pièce d'un sou, vieille monnoye.

Après qu'on a fait usage de la tisanne de feuilles de Frêne, seule pendant deux ou trois mois, on y ajoute, chaque fois qu'on en fait, un paquet de racine de Bruyère de la manière suivante.

On emplit sa cafetière d'eau, comme à l'ordinaite : on y met un paquet de racines de Bruyère : on le laisse bouillir trois quarts d'heure ou une heure ; comme l'eau diminue à mesure qu'elle bout, il faut avoir soin de remplir de tems-en-tems, afin que la cafetière se trouve pleine, quand la racine aura suffisamment bouilli ; alors on y met la dose ordinaire de feuilles de Frêne, et on la

retire du feu sans les laisser bouillir :
on laisse le tout ensemble pendant vingt-
quatre heures , et on prend cette seconde
tisanne comme la première.

La racine de Bruyère ne change presque point le goût de la tisanne qu'on
fait avec les feuilles de Frêne seules.
Si je ne conseille pas d'en faire usage
tout de suite , c'est afin que les personnes qui ont quelque répugnance pour
tout ce qu'on appelle Remède , et principalement les femmes qui sont ordi-
nairement assez délicates , ne s'effrayent
pas et ne se rebutent pas d'abord.

Quand on a arraché la Bruyère , il
faut avoir soin de ne prendre que les
racines qui sont bien vertes. Il y en a
quelques-unes qui paraissent l'être et qui
ne le sont pas : dans la même racine il
y en a quelquefois la moitié de pourrie :

il faut bien prendre garde d'en amasser de cette espèce , parce qu'elle donnerait mauvais goût à la tisanne.

Quand on fait de la tisanne pour plusieurs jours , il faut doubler ou tripler les paquets de racine de Bruyère , comme on double ou l'on triple la dose de feuilles de Frêne.

## OBSERVATIONS.

Toutes les personnes qui sont attaquées de la goutte ne sont pas du même tempérament. Il y en a sur qui le Remède , dont je conseille l'usage , doit opérer plus promptement que sur les autres. Celles qui verront qu'il ne produira pas aussi-tôt qu'elles le desireraient , l'effet qu'elles s'en étaient promis , soit à raison de leur âge , soit à raison du tems qu'il y a qu'elles sont attaquées, pourront un peu forcer la dose de feuilles de Frêne , principalement quand elles ressentiront quelques attaques et notamment tant qu'elles dureront. Il n'en est pas de même de la racine de Bruyère : il faut s'en tenir à la dose ordinaire d'un petit paquet. La raison en est qu'un des effets de cette racine est de faire maigrir , et de dessécher un peu, après qu'on en a fait usage pendant quelque tems. Je n'ai pourtant rien éprouvé de semblable ; mais quelques-uns de ceux qui ont déjà fait usage de ce Remède , m'ont annoncé qu'elle avait produit cet effet sur eux.

Il est bon de remarquer que le Remède dont il s'agit n'est point *monotone* , je veux dire qu'il n'est pas absolument nécessaire d'en faire usage tous les jours, sans y manquer un seul. Il peut se trouver des jours et des circonstances où il serait impossible d'en user. Il suffit de le suivre le plus exactement possible, et de ne pas l'interrompre souvent, ni pendant beaucoup de jours de suite. Au reste il faut croire que les personnes qui voudront en user seront assez raisonnables, assez constantes et assez prudentes pour faire tout ce qui dépendra d'elles, afin de se procurer le plutôt possible, je ne dis pas une guérison parfaite, elles ne l'obtiendront qu'en persévérant à en user; mais au moins du soulagement.

J'engage ceux qui n'auraient qu'une demi-confiance, qui ne seraient pas décidés à user constamment de ce Remède pendant un tems convenable et suffisant à ne pas en user : cela ne leur servirait à rien.

Il serait difficile d'observer un régime exact et suivi pendant plusieurs années ; aussi le Remède que je propose n'en exige - t - il aucun. Il suffit pour tout régime de se priver de certaines choses, dont toute personne raisonnable et amie de sa santé peut se passer très-aisément : tels que le café, le chocolat, l'eau-de-vie et toute autre liqueur irritante. Toutes ces drogues ne sont bonnes à rien, et ne servent la plupart du tems qu'à ruiner le tempérament. Nos pères qui n'en faisaient point usage se portaient aussi bien que nous et vivaient plus long-tems.

Cependant il pourra se trouver quelques personnes qui auraient contracté l'habitude de faire journellement usage de quelques-unes de ces liqueurs, et qui, malgré cela, voudraient employer le Remède que j'indique.

Je préviens celles qui sont dans l'usage de boire chaque jour de l'eau-de-vie, soit le matin soit après les repas, qu'il ne fera aucun effet sur elles.

Quant aux autres, peut-être leur serait-il difficile de se priver tout-à-coup de café et de chocolat : dans ce cas elles devraient essayer de s'en deshabituer peu-à-peu, sans y renoncer tout-à-coup, de peur que cette privation subite ne causât quelque dérangement dans leur santé : elles pourraient alors commencer à faire usage du Remède.

Il ne faut pas non plus boire habituellement du vin blanc, s'il a beaucoup de feu : il faut encore se donner de l'exercice le plus qu'il est possible. Voilà tout le régime.

Il est à propos de se purger de tems-en-tems, sans cependant faire une boutique d'apotichaire de son corps. Chacun peut se purger avec les médecines pour lesquelles il a le moins de répugnance. Il y a des personnes qui sont dans l'habitude de se purger tous les ans à des époques fixes. Je ne conseille point cet usage, parce que le corps étant une fois accoutumé à cette routine, on s'expose si l'on manque à se purger au tems ordinaire, à éprouver des mal-aises et souvent même quelque maladie.

Quelques personnes m'ont demandé pourquoi je croyais qu'il ne fallait pas faire usage de café, de chocolat, ni d'eau-de-vie.

Je

Je réponds que la personne qui m'a indiqué ce remède , m'a dit qu'il ne fallait point user de ces sortes de choses , ou au moins bien rarement.

Pour moi je crois que le café fouette trop le sang , qu'il l'échauffe trop et conséquemment qu'il peut empêcher l'effet du Remède. Quant au chocolat , je pense qu'il l'épaissit trop , et par conséquent qu'il en empêche la circulation : pour l'eau-de-vie , il est inutile d'en parler : tous les gens sensés savent combien l'habitude en est pernicieuse.

En jugeant de ce que peuvent faire les autres par ce que j'ai fait moi-même , je m'imagine qu'il y a beaucoup de goutteux , qui , quand ils éprouvent quelques accès violens , ont recours à une infinité de remèdes extérieurs , tels que cataplasmes , bains et autres choses semblables. Je peux leur protester que tous ces Remèdes sont absolument insuffisans et presque inutiles ; ils dissipent pour quelques momens les douleurs ; mais , qu'on ne s'y trompe pas , ce ne sont que des palliatifs : c'est le dedans qu'il faut attaquer. Il est bon cependant de se laver les pieds de tems-en-tems , et de les tenir dans l'eau un quart d'heure ou une demi - heure , principalement quand on a fatigué la veille.

Je souhaite que cet exposé fidèle et sincère engage ceux qui sont attaqués de la Goutte , à faire usage d'un Remède aussi simple et aussi facile qu'est celui-ci , et dont l'habitude est si peu gênante.

Les personnes qui se trouveraient embarrassées en commençant , pourront m'écrire , je leur ferai réponse exactement, et je me ferai un plaisir de leur être le plus utile que je pourrai. Je profiterai des observations qu'elles me feront, je les comparerai avec celles que j'ai faites moi-même, et j'en publierai le résultat afin d'inspirer de plus en plus de la confiance en un Remède qui m'a guéri et qui peut en guérir d'autres d'une maladie regardée jusqu'à présent comme incurable. J'offre même à ceux qui ne seraient pas trop éloignés, de les voir en personne si elles le désirent : quant à ceux qui le seraient trop, et qui ne voudraient ou ne pourraient pas faire le sacrifice des frais d'un voyage, je correspondrai avec eux autant que cela leur fera plaisir. L'unique but que je me propose est de procurer soulagement et guérison à toute les personnes de l'un et de l'autre sexe, qui sont, ou qui seront attaquées de la Goutte, cette maladie cruelle qui fait passer de si tristes momens, et qui rend la vie si ennuyeuse à un trop grand nombre de citoyens.

Je souhaite que la publicité que je donne à ce Remède, produise l'effet qu'on doit s'en promettre, et qu'elle puisse contribuer au soulagement de l'humanité souffrante.

Peut-être aurait-il été à propos, pour inspirer plus de confiance, que j'eusse cité les personnes qui se sont bien trouvées du remède, dont je conseille l'usage. Je réponds à cela que je ne les ai point consultées sur cet objet, et j'ignore si cela leur aurait fait plaisir : d'ailleurs il y en a quelques-unes qui ne l'ont commencé que depuis peu de tems et qui continuent toujours à en faire usage très-exactement : j'entretiendrai avec elles, autant que cela leur fera plaisir, la cor-

respondance que nous avons commencée:
quand je verrai le résultat de leur correspondance, et les effets que le Remède
aura produits sur elles, comme sur ceux
qui m'ont écrit d'abord, je me ferai un
devoir d'en rendre compte au public
ainsi que des nouvelles observations que
je serai dans le cas de faire, d'après les
renseignemens qui me seront donnés
par tous ceux qui voudront m'écrire,
et pour lors je donnnerai la liste de ceux
qui auront guéri et de ceux qui auront
seulement obtenu quelque soulagement.

Tout ce qui me reste à dire, c'est
qu'outre l'expérience que j'ai par de-
vers moi de l'efficacité de ce Remède,
j'ai entre les mains une certaine quantité
de lettres qui répondent de la vérité de
tout ce que j'avance ; de sorte que,
sans vouloir faire le vil métier de

charlatan, je puis répondre que tous ceux qui feront usage du Remède qui m'a guéri , comme il convient d'en user et comme j'en ai usé moi-même , c'est-à-dire avec confiance, constance et persévérance , guériront de même ; ou qu'au moins ceux en qui la Goutte serait trop invétérée obtiendront un soulagement qui leur en rendra les douleurs supportables.

---

*P. S.* Les personnes qui voudront m'écrire mettront sur leurs lettres, qu'elles auront soin d'affranchir , l'adresse suivante :

Au citoyen MAHIAS , l'aîné , à Fontainebleau , département de Seine et Marne.

Les personnes qui liront cet avis et qui voudraient en tirer parti sur-le-champ se trouveront embarrassées, si elles ne peuvent pas se procurer des feuilles de Frêne. Dans le cas où elles ne pourroient pas en trouver, il n'est pas absolument nécessaire d'attendre le mois de Vendemiaire pour en cueillir. Quand elles auront un peu poussé, on pourra en cueillir une certaine quantité, et quand elle seront sèches on pourra en faire usage : il faudra dans ce cas forcer un peu la dose, parce que ces feuilles n'ayant pas atteint une maturité parfaite, n'ont pas assez de qualité.

Quelques-uns de mes correspondans m'ont marqué qu'ils n'avaient pas pû se procurer de la racine de Bruyère dans leurs départemens : cela m'a surpris. J'ai été obligé de leur en faire passer. J'offre de rendre le même service aux personnes qui seraient dans le même cas : pour lors elles m'indiqueraient à Paris une personne à qui j'adresserais une certaine quantité de cette racine et qui se char-gerait de la leur faire passer. Quant aux feuilles de Frêne j'en ai encore un peu , j'en ferai part à ceux qui seraient bien aises de commencer à user du remède avant la pousse des feuilles.

FIN.

A la même adresse on soûscrit poùr

# LA DÉCADE

## Philosophique, Littéraire et Politique.

Ce journal qui paraît par cahiers tous les 10 jours, depuis le mois de Floréal l'an 2, a tellement réussi, que sa première année est totalement épuissée. Il se continue avec le même succès, et réunit plus que tout autre *l'utile* à *l'agréable*. Il est consacré aux Sciences, à la Morale, à la Littérature, aux Arts, à l'Agriculture. Chacune de ces parties occupe un article dans chaque numéro; et elles y sont traitées par les personnes de France les plus versées dans ces divers genres. On y donne, sous la forme d'un chapitre d'Histoire, les principaux événemens extérieurs et les séances du Corps législatif, ainsi que l'annonce de ce qui paraît de nouveau en tous genres.

Nul ouvrage n'est plus propre à occuper utilement et agréablement le loisir des personnes sédentaires et de celles qui sont retirées à la campagne.

Le prix de l'abonnement est de 50 francs pour trois mois. Il faut prendre la précaution de charger les lettres qui contiennent des assignats.